En la búsqueda del progreso tecnológico, nos hemos vuelto muy absortos en el mundo material y hemos empezado a olvidarnos del mundo espiritual. En el ciclo de la vida cotidiana, ganar dinero se ha convertido en nuestra prioridad y el tiempo se ha convertido en vasallo del dinero. A veces echamos un vistazo rápido al cielo, que se ha distanciado de nosotros y no es tan dulce como lo era en nuestra despreocupada infancia. Hemos inventado ordenadores y cohetes, pero no sabemos absolutamente nada de nosotros mismos.

No sabemos por qué late nuestro corazón y para qué vivimos, qué es el pensamiento y cuál es el sentido de la vida. Poco a poco hemos empezado a olvidar el método de curación que utilizaba la humanidad en la Antigüedad, cuando no existían medicinas ni equipos médicos. Por supuesto, se han escrito muchos libros sobre este tema, pero el elevado ritmo de vida y la falta de tiempo no permiten a muchas personas estudiar todas estas obras dispares. El propósito de este libro es simplificar la adquisición de estos conocimientos por parte del hombre común y esforzarse por situar en su mente una idea que más tarde pueda desarrollar con conocimientos más profundos. Se ofrece al lector una breve guía del tratamiento de las personas por el campo biológico.

Derechos de autor © 2023 Victor Grigorev.
Número de registro de la Biblioteca del Congreso TXu 2-404-631

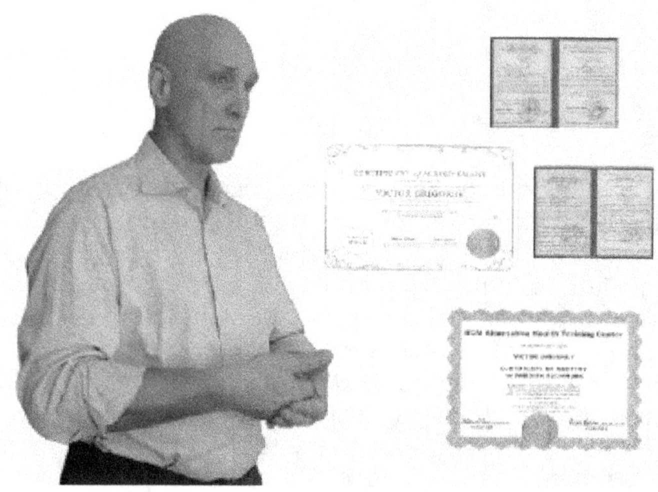

La carrera de Victor Grigoriev comenzó en el lejano 1991, cuando se formó en el Centro Internacional Ruso de Parapsicología Experimental "Templo del Loto Negro de la Inmortalidad" y recibió la máxima cualificación de instructor en diagnóstico y corrección de biocampos. En 2008 superó con éxito los exámenes de masaje clásico en el Instituto de Medicina Restaurativa de Moscú. En 2014 obtuvo la certificación del Centro de Formación de Salud Alternativa de los Estados Unidos. Treinta años de experiencia práctica en esta área de servicio le impulsaron a escribir un libro sobre el método de tratamiento no convencional.

Victor Grigorev

BIOCAMPO

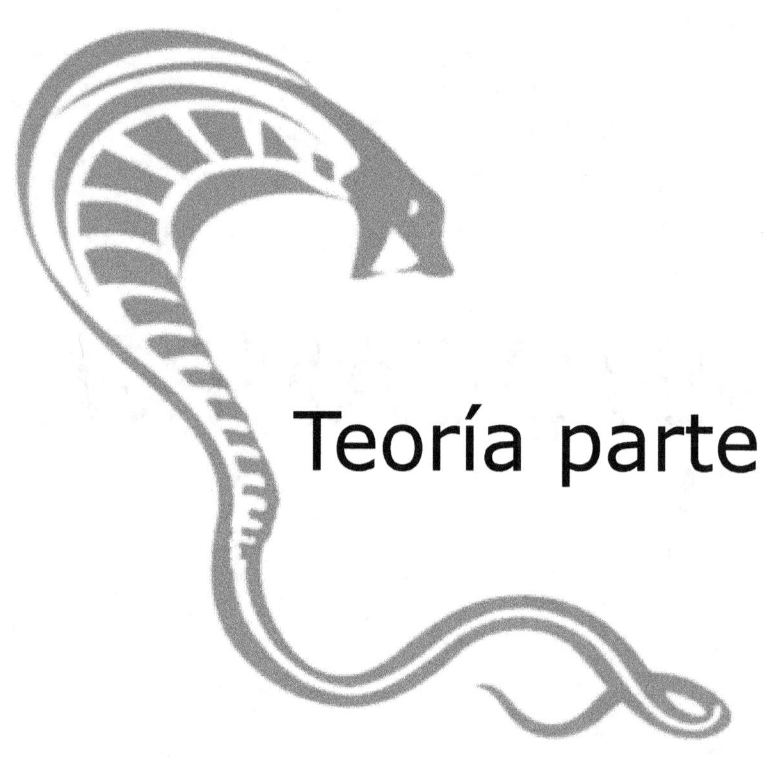

Teoría parte

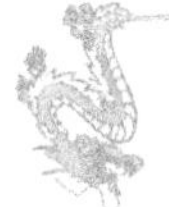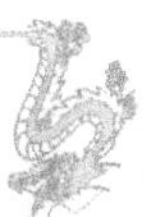

Todo lo que sigue es conciso pero suficiente para comprender la esencia de la información obtenida de las fuentes de información disponibles y es sólo una guía práctica para aquellos que quieran intentar desarrollar en sí mismos las capacidades establecidas por la naturaleza para diagnosticar y tratar diversas enfermedades. Esto mejorará su salud y ampliará su nivel de visión del mundo. Este libro contiene las disposiciones básicas del tratamiento del campo biológico (aura, biocampo) de una persona corrigiéndolo mediante la aplicación de las manos y pases mentales con el fin de curarse de muchas enfermedades. Sólo aquellos que superan la barrera interior de desconfianza en sus capacidades pueden dominar estas habilidades.

La doctrina de la aplicación práctica de la energía biológica fue desarrollada por primera vez por los yoguis de la antigua India. Jesucristo también trató a la gente con el poder del pensamiento y este hecho está recogido en la Biblia.

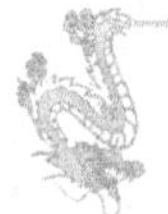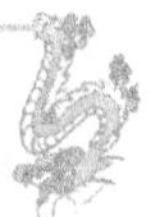

En la Europa medieval los curanderos eran ejecutados sin piedad por la Santa Inquisición para luchar contra la herejía. En Brasil, Joao Teixeeira de Faria ayudó a miles de enfermos de distintos países. En Canadá, Adam Dreamheeler curaba a personas a larga distancia mediante fotografías. En la Unión Soviética, el curandero Dzhuna era famoso. Esta lista puede continuar durante mucho tiempo. La comunidad mundial conoció los secretos del biocampo humano tras la publicación de los libros "Hipnotismo" de Hiram Jackson, "Magnetismo curativo" de Van-Ness Stilman, "Tratamiento oculto de los yoguis" de Yogi Ramacharaka. Los seres humanos obtienen la energía necesaria para que el cuerpo funcione en la cantidad adecuada a través de los alimentos, el agua y el espacio. La energía recibida del exterior o generada en el cuerpo se distribuye a todas las células y órganos y se transforma en un biocampo alrededor de la persona. El proceso es reversible, es decir, el biocampo puede volver a transformarse en energía, por analogía con cualquier otra energía.

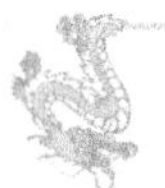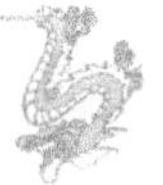

En la cuestión de la creación del ser humano y sus posibilidades ahora mucho sigue siendo un misterio, pero ya está claro que para el trabajo de un organismo es necesario no sólo la recepción de elementos químicos y compuestos orgánicos, sino también la recepción de energía desde el espacio. Yogui Prahlad Jani de la India podía prescindir de agua y alimentos durante mucho tiempo. El lama budista de Rusia Dashi-Dorjo Itigelova murió hace casi 100 años, pero su cuerpo no se descompone y consume energía del espacio hasta ahora.

La columna vertebral humana tiene diferentes polaridades en lados opuestos, y a lo largo de ella hay siete centros de energía (chakras), que unen los flujos de energía. Tienen sus frecuencias de oscilación en orden ascendente y sus colores del rojo al púrpura, algunas personas incluso ven estos colores. En la base de la columna vertebral se encuentra el primer chakra, que tiene un color rojo y la frecuencia más baja de vibración - este es el nivel de la fuerza física, el chakra sexual.

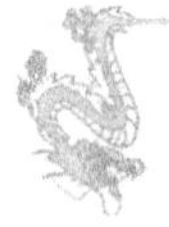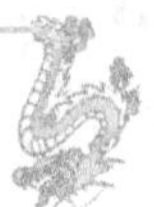

En el nacimiento de una persona este centro se desarrolla más que los demás, y el más débil es el chakra espiritual opuesto en la zona parietal, que tiene un color púrpura y la frecuencia de vibración más alta. Con el tiempo, este chakra se desarrolla con más fuerza, pero el chakra sexual se desvanece. Por eso es más fácil despertar la rabia que la bondad en una persona joven, y lo contrario ocurre en la vejez. Aplicando iluminación roja y música rítmica de baja frecuencia, se pueden conseguir buenos resultados en la reanimación del trabajo del chakra sexual. Para el desarrollo del chakra espiritual, se utiliza luz azul y música de meditación de alta frecuencia. La luz verde se utiliza para tratar el chakra que está situado en el centro de la columna vertebral y es de color verde. Cuando uno contempla la belleza de la naturaleza verde, su corazón se tranquiliza.

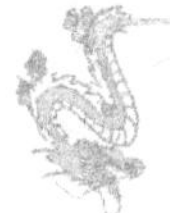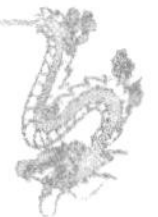

Los centros de energía controlan el funcionamiento de sus órganos específicos. El chakra rojo está situado en la zona del perineo y controla los órganos sexuales. Naranja - frente al pubis (intestinos). Amarillo - cerca del ombligo (hígado y estómago). Verde - en el pecho (corazón y pulmones). Azul claro - cerca del cuello (garganta y nariz). Azul - en el centro de la frente (ojos). Morado - en la parte superior de la cabeza (cerebro). Cuando todos los chakras funcionan en armonía, la persona se siente bien y el biocampo que la rodea tiene la forma de un gran capullo liso con forma de huevo. En caso de enfermedad, el capullo es irregular. En una persona perfectamente sana el biocampo se siente a una distancia de uno o dos codos del cuerpo, en una persona enferma - medio codo o menos. Antes de la muerte de una persona, el biocampo se concentra alrededor de la cabeza y desaparece rápidamente, mientras que el peso disminuye en varios miligramos. La forma y el tamaño del biocampo vienen determinados por la vid, los marcos, el péndulo y las manos.

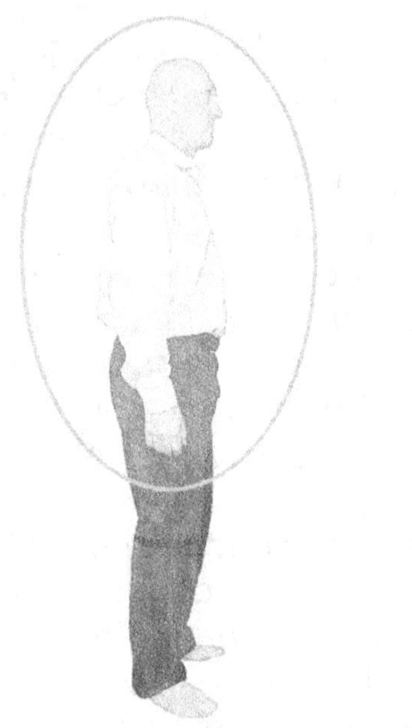

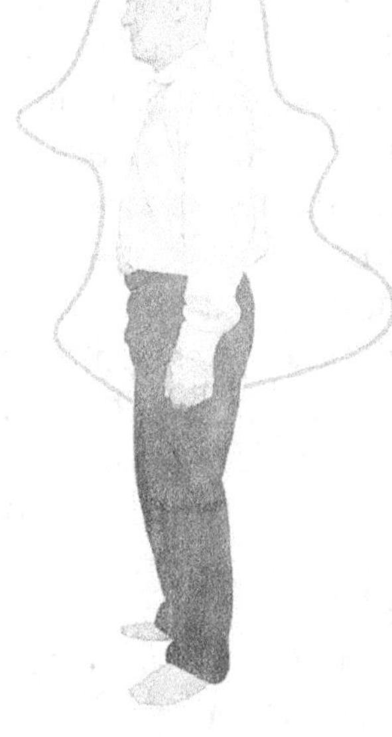

El hombre está sano   El hombre enfermo

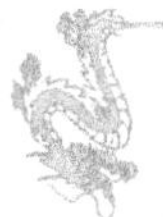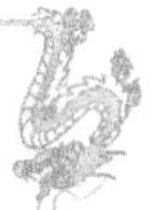

La naturaleza ha dotado al hombre con manos con las que siente, toca, evalúa y ayuda al cuerpo en caso de enfermedad. Cuando algo nos duele, automáticamente ponemos las manos en esos lugares. A través de nuestras manos fluye energía que transferimos a los lugares doloridos. Con las manos podemos tocar el biocampo y corregirlo en caso de enfermedad. Las manos son un contador de información, y la vid y los marcos son sólo ayudas adicionales, con la ayuda de las cuales la gente todavía encuentra fuentes de agua subterráneas y depósitos minerales. Una persona simplemente se sintoniza mentalmente para recibir cierta información y luego la recibe. Al acercar las manos al biocampo del paciente, pueden producirse sensaciones de hormigueo, calor, frío o resistencia.

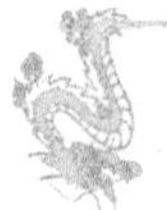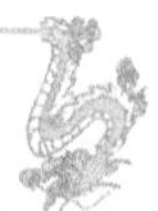

Los flujos de energía de todos los chakras están unidos. Todos los componentes del cuerpo están inextricablemente unidos y por separado su trabajo normal es imposible. Un chakra enfermo es ayudado por otros chakras, porque todo el organismo está interconectado y una persona puede curarse a sí misma mediante la transferencia incontrolada de energía de otro chakra sólo bajo el control de su mente subconsciente. La segunda variante de tratamiento consiste en la ayuda de un sanador capaz de alinear el biocampo del paciente mediante el poder del pensamiento y las manos, como hacen los yoguis indios. El biocampo alineado acumula energía en los órganos afectados y la persona se recupera. A través de agujeros en el biocampo se habla de enfermedades cancerosas, que son prácticamente imposibles de curar con las manos, pero con las manos se pueden diagnosticar y prescribir a tiempo un tratamiento según el esquema de la medicina tradicional. La detección de cánceres en la fase inicial de la enfermedad es el principal problema de la oncología actual.

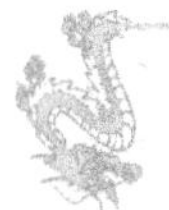 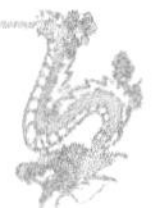

Para prestar una ayuda de calidad un sanador debe estar absolutamente sano y ser capaz de reponer rápidamente su energía personal, y para ello existen ejercicios especiales. Hay que aprender a relajarse profundamente, concentrar la atención y desarrollar la imaginación espacial. El tratamiento no debe iniciarse sin una actitud emocional, si se siente mal y si no está seguro de sus fuerzas. La irritación conduce a la pérdida de energía. La confianza en uno mismo no debe provenir de la ignorancia, sino de la plena comprensión del proceso. Debe elaborar sus tácticas y crear intuitivamente su propia opción de tratamiento para usted, de acuerdo con sus habilidades y capacidades. Sepa que la corrección del biocampo no es suficiente para una curación completa. Es necesario ampliar el mundo espiritual del paciente, sólo entonces el éxito será fijo durante mucho tiempo.

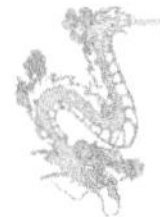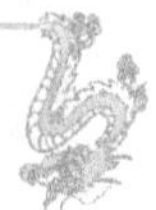

Si es posible, deberías familiarizarte con las enseñanzas del yoga y la literatura europea sobre la energía biológica. Definitivamente verás los mismos pensamientos de las enseñanzas antiguas y las interpretaciones modernas sobre este tema. Más tarde empezarás a darte cuenta de las enormes oportunidades en caso de dominar el conocimiento de la gestión de la energía biológica, pero nunca debes usarlas en detrimento de otras personas. Nunca debes contestar a una persona con groserías por groserías, haz una pausa en una situación conflictiva y ésta desaparecerá. Permanece más a menudo en la naturaleza, contémplala con asombro y respeto como si fueras un invitado en este planeta. Ama a los demás como a ti mismo, sé amable con ellos y ayúdalos libremente. Cuando la mente es pura en pensamientos, la energía interior no hace más que aumentar. La parte práctica consta de 7 partes. Recuerda que puedes empezar cada parte subsiguiente sólo después de dominar bien la parte anterior.

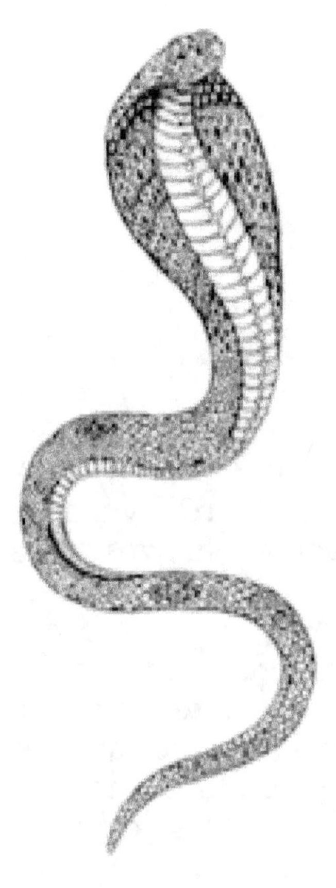

Práctico parte

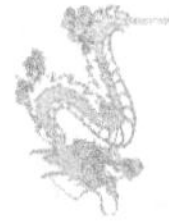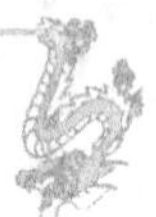

Relajación

La relajación es la distensión muscular y emocional. La calma y el autocontrol ayudan a ganar energía y recuperar fuerzas. La naturaleza nos ha dotado del don de la relajación profunda desde la infancia, pero con la edad esta capacidad desaparece. La tensión muscular subconsciente constante provoca pérdida de energía y fatiga, por lo que es necesario aprender a relajarse profundamente y ser capaz de concentrarse en los distintos músculos del cuerpo.

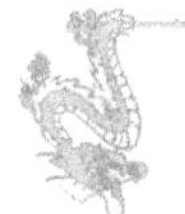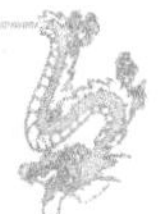

1. Al exhalar, relaje los músculos de la cara y el cuello, y cuelgue la cabeza sobre el pecho. Gira el torso, con la cabeza colgando también girando con facilidad.

2. Con los brazos relajados colgando libremente, haga unos barridos de las manos hacia los lados.

3. Siéntese en una silla y relaje los músculos de la espalda, con el cuerpo ligeramente inclinado hacia delante.

4. Estando tumbado, estírate y date la vuelta.

5. Tumbado boca arriba, cierre los ojos y relájese en la espiración, mientras aguanta la respiración, compruebe la relajación de todas las partes del cuerpo, desde la cara hasta los pies. Presta especial atención a los músculos de la cara, los ojos y la boca. Al inhalar, tense los músculos y repita el ciclo de nuevo.

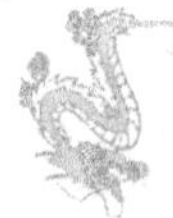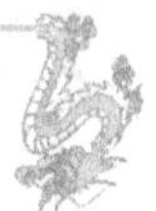

Concentración

Mantener la información sobre un objeto en la memoria a corto plazo se denomina concentración de la atención. A menudo lo hacemos involuntariamente en nuestra vida cotidiana, mirando fijamente algo durante unos segundos. Cuando la mente se concentra en un punto cualquiera, todos los sentidos desaparecen y no se percibe el mundo circundante. Aprovecha cualquier momento en el transporte, en el trabajo y en casa en posición sentada o tumbada para practicar. El mejor momento para practicar es por la mañana temprano o por la noche. El resultado debe ser constante. Aumente gradualmente el tiempo de concentración de un minuto a 30 minutos.

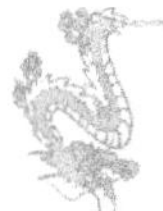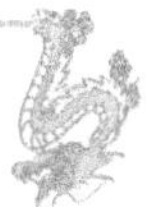

1. Siéntate en una silla, relájate, respira tranquilamente, endereza la espalda, cruza las piernas y coloca las manos sobre las rodillas. Cierra los ojos y centra tu atención en el sonido monótono de un secador de pelo o de la lluvia, por ejemplo. Abre los ojos y centra tu atención en cualquier objeto pequeño, como un punto, un lápiz o un libro. Intenta no parpadear. Examina el lápiz con atención y busca en él los detalles más pequeños. Puede que tu atención se desvíe hacia otro sonido u objeto, es una reacción normal. No te resistas a lo que ocurre, observa cómo se aleja el pensamiento y luego devuélvelo suavemente a su lugar.

2. Tumbado o sentado, cierre los ojos y concéntrese en la punta de la nariz, sus pensamientos se irán calmando poco a poco. Cuando obtenga buenos resultados, podrá ver la luz.

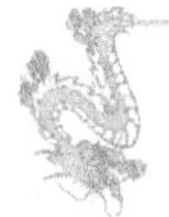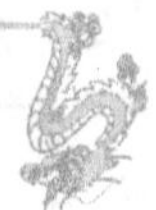

Imaginación espacial

Después de desarrollar en ti la concentración de la atención, puedes pasar a los ejercicios para desarrollar la imaginación espacial, es decir, aprender a modelar mentalmente y determinar la relación entre los elementos individuales de la imagen, cambiar su ubicación mutua y verlos con visión interior en color y detalle.

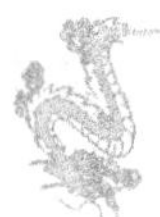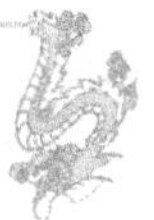

1. Observa atentamente algún objeto. Cierra los ojos e imagínatelo mentalmente en color y con los más mínimos detalles, luego abre los ojos y compáralo con el original. Repite este ejercicio varias veces. Después de obtener un buen resultado, pasa gradualmente a temas más difíciles, como las pinturas de arte.

2. Mira un objeto durante unos minutos y luego otro. Cierra los ojos y coloca mentalmente un objeto sobre otro, por ejemplo: un bolígrafo sobre un libro.

3. Tumbado boca arriba, cierra los ojos y concéntrate en la frente. Visualiza y mantén en tu mente durante unos minutos hierba muy verde, nubes muy blancas, una yema muy amarilla y un cielo muy azul.

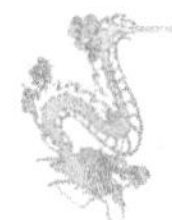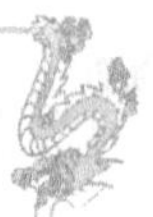

4. Cierra los ojos. Concéntrate en la punta de la lengua e imagina el sabor de un limón muy ácido y, a continuación, el de la miel muy dulce.

5. Sostén mentalmente una jarra de agua muy caliente en las palmas de las manos y, a continuación, coge hielo muy frío del congelador.

6. Imagina un cielo azul despejado con nubes blancas que flotan lentamente.

7. Abra los ojos. Mire un cuadro artístico de la naturaleza. Imagina que has entrado en él y eres partícipe de los acontecimientos. Escuche el piar de los pájaros, huela las hermosas flores multicolores y el movimiento de una suave brisa cálida.

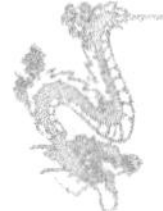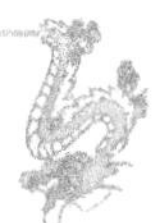

Ingesta de energía a través de los alimentos

Es importante tener en cuenta que nuestra dieta debe ser nutritiva y variada. Hay que beber al menos 2 litros de agua al día. Es conveniente no comer carne en absoluto, sobre todo carne grasa. Las proteínas completas pueden obtenerse de las leguminosas, porque el cuerpo humano está más cerca de los herbívoros que de los carnívoros. A diferencia de los animales, tenemos un intestino largo, porque tardamos mucho tiempo en digerir las proteínas de los alimentos vegetales. El siguiente es un ejemplo de dieta, pero debe adoptarse gradualmente para adaptar el organismo a las nuevas condiciones.

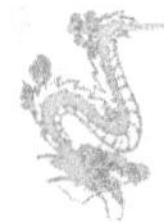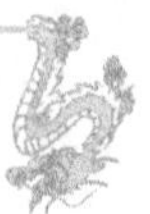

6:30 Albaricoques secos o ciruelas pasas. Trigo sarraceno, trigo, avena o copos de avena remojados en agua. Un vaso de agua caliente con una cucharada de miel. Cualquier fruta no ácida. Este desayuno limpia el organismo de toxinas.

11:30 Verduras, frutas, pescado, aves, huevos, productos lácteos, pan grueso.

15:00 Se puede comer de todo menos carne grasa.

19:00 Cena vegetariana a más tardar 4 horas antes de acostarse.

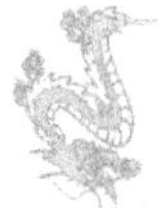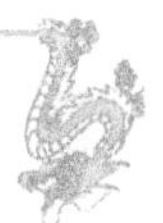

Reclutamiento de energía del espacio que nos rodea

Para dominar la técnica de captación de energía del espacio que nos rodea, debemos aprender a respirar rítmicamente. El trabajo normal de los pulmones es necesario, por lo que hay que desarrollarlos. Puede haber dificultades en la espiración, pero hay que superarlas. No se apresure y no se olvide de crear una imagen mental del flujo de energía, respirar con la cavidad abdominal. Al final de la segunda semana de entrenamiento debe haber una sensación de aumento de la energía vital, y tras el dominio final de la técnica la fatiga y la enfermedad perderán poder sobre el cuerpo. Realice los ejercicios sentado o tumbado 3 veces al día durante 10 minutos en cualquier momento antes de las comidas, pero no tarde por la noche. Es conveniente realizar los ejercicios en presencia de otras personas. Antes de cada ejercicio, relaje bien los músculos del cuerpo. A continuación, siga estos pasos:

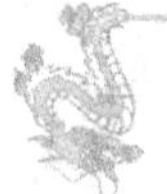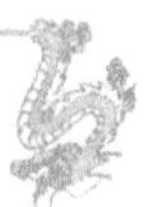

1. En la primera semana de clase, respira lenta y profundamente durante 8 segundos, luego mantén la respiración durante 8 segundos y exhala durante 8 segundos.

2. En la segunda semana, cierra la fosa nasal derecha con el dedo e inhala durante 10 segundos, luego aguanta la respiración durante 10 segundos y exhala durante 10 segundos por la fosa nasal izquierda. Después de 10 ciclos, cambie de fosa nasal.

3. En la tercera semana, cierre la fosa nasal derecha y respire profundamente durante 15 segundos, mantenga la respiración durante 10 segundos y exhale durante 15 segundos por la fosa nasal izquierda. Después de 8 ciclos, cambie la fosa nasal.

4. En la cuarta semana, cierre la fosa nasal derecha con el dedo y respire profundamente durante 20 segundos, luego aguante la respiración durante 10 segundos y exhale durante 20 segundos por la fosa nasal izquierda. Después de 6 ciclos, cambie la fosa nasal.

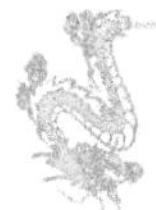 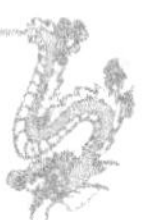

5. En la quinta semana, haz 3 sesiones al día durante 25 minutos. Cierre la fosa nasal derecha con el dedo e inhale profundamente durante 26 segundos, luego contenga la respiración durante 8 segundos y exhale durante 26 segundos por la fosa nasal izquierda. Después de 5 ciclos, cambie de fosa nasal.

El siguiente es un procedimiento que es bueno para fortalecer el sistema cardiovascular y mejorar el biocampo.

6. Tome una ducha de contraste dos veces al día durante 4 minutos, empezando con agua fría y terminando con agua caliente. Sienta una oleada de energía. Al cabo de 3 meses, aumente gradualmente el contraste del agua al máximo y aumente el tiempo de ejercicio a 8 minutos.

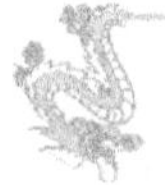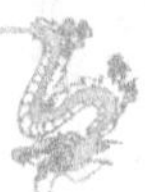

Los ejercicios con tensión y relajación rítmicas ayudan a conseguir energía, pero no son recomendables para las personas mayores. Haz los ejercicios de pie, con los pies separados a la anchura de los hombros, los brazos colgando y todos los músculos relajados. Hazlos 4 veces al día con una buena flexión del cuerpo. La inhalación debe ser muy corta, con el aire golpeando la nasofaringe, por lo que entrará poco aire en los pulmones. Una vez tensados los músculos, habrá un déficit de energía en el cuerpo y empezará a entrar por la piel. A través de la boca, haga una exhalación ruidosa y aguda con todo el pecho, después relájese.

7. Inhala, lanza los brazos relajados a los lados y llévalos a la espalda por inercia, dobla el torso hacia atrás, echa la cabeza hacia atrás, ténsate, aprieta los puños y aguanta la respiración durante 4 segundos. Luego exhala, dobla el torso hacia delante y relájate, con las manos casi tocando el suelo. Mantén esta postura durante 4 segundos.

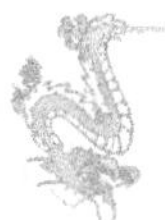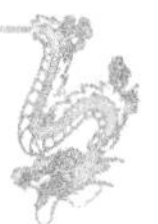

8. Inhala, bloquea las manos y llévalas hacia el lado derecho por detrás de la cabeza, improvisando el balanceo de un hacha. Al mismo tiempo, dobla el cuerpo hacia atrás, inclina la cabeza, tensa y aguanta la respiración durante 4 segundos. A continuación, espire, relájese, baje los brazos en círculo por el lado izquierdo, incline el torso hacia delante, abra las manos y cuélguelas sin apretar. Permanece en esta postura durante 4 segundos. A continuación, haz balanceos con el hacha desde diferentes lados.

9. Inhala, gira rápidamente el cuerpo relajado en el sentido contrario a las agujas del reloj y al mismo tiempo lanza el brazo derecho hacia delante a la altura de la frente por inercia, y lleva el brazo izquierdo hacia atrás. La cabeza gira junto con el torso. Al final de la trayectoria ténsese, apriete los puños, contenga la respiración durante 4 segundos, luego exhale, baje los brazos y relájese. Alterne el ejercicio lanzando hacia delante diferentes brazos.

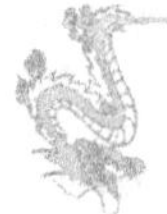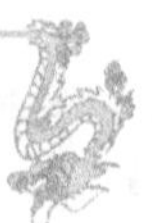

A diferencia de los ejercicios anteriores, en los siguientes ejercicios inhala con la nariz durante 4 segundos, luego tensa los músculos del cuerpo y aguanta la respiración durante 4 segundos, relaja los músculos y exhala lentamente con la boca durante 4 segundos, luego vuelve a la posición inicial.

10. Torso ligeramente inclinado hacia delante, brazos estirados hacia delante, palmas de las manos juntas. Tome aire y en este momento separe los brazos a la altura de los hombros y luego hacia abajo por detrás de la espalda, doble el torso hacia atrás. Aguanta la respiración y tensa al máximo esta postura. Luego exhale y relájese.

11. Inclínese hacia delante y toque el suelo con los dedos. Inhale y enderece el cuerpo, mientras levanta los brazos hacia delante y hacia arriba, y dobla el torso hacia atrás. Tensa los músculos y aguanta la respiración. Al exhalar, relájese y vuelva a la posición inicial.

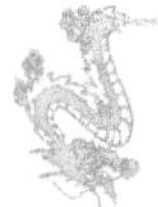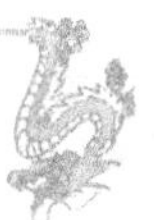

12. Póngase recto. Inhale y gire el torso hacia la derecha para ver la pared detrás de usted. Pare, ténsese y contenga la respiración. Exhale, relájese y vuelva a la posición inicial. Alterne la rotación del torso en diferentes direcciones.

13. Túmbate boca arriba, con las piernas juntas, las palmas de las manos dobladas detrás de la nuca y el cuerpo relajado. Inspire por la nariz durante 4 segundos y levante las piernas. Ténsese, aguante la respiración durante 4 segundos y haga 2 movimientos circulares con las piernas en el sentido de las agujas del reloj. Relájate, espira con la boca durante 4 segundos y baja las piernas.

Existen muchos métodos diferentes para absorber energía del exterior, pero la regla principal es siempre visualizar mentalmente el proceso. Para tener éxito, es muy importante desarrollar la imaginación del proceso que tiene lugar. No ponga esfuerzo en el trabajo de la voluntad, ya que servirá de poco.

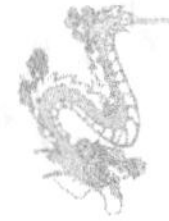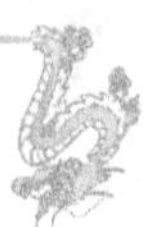

En la fase inicial de los ejercicios no busque obtener mucha energía de una sola vez, ya que esto puede tener un efecto negativo en la psique. Haga los siguientes ejercicios 2 veces al día durante 10 minutos, preferiblemente después de despertarse y antes de acostarse.

14. Tumbado boca arriba, relájate y cierra los ojos. Al inhalar, sienta el flujo de energía pura, y al exhalar, diríjalo al plexo solar, las piernas y las palmas de las manos. En sentido figurado, el flujo de energía puede visualizarse, por ejemplo, en forma de río o de humo. Siente cómo la energía se mueve por el cuerpo y llega a cada punto del cuerpo.

15. Inhala energía limpia y, al exhalar, expulsa del cuerpo la energía negativa. La imagen mental debe ser clara. Recuerde que no sólo la respiración adecuada, sino también el poder del pensamiento desempeña un papel importante en la captación de energía.

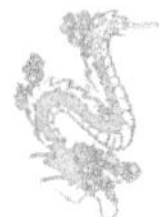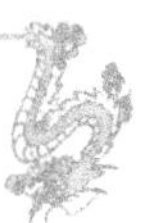

Las personas están constantemente intercambiando energía entre ellos y el espacio, pero hay personas que absorben demasiada energía de los demás. Se les llama vampiros de energía, en su compañía rápidamente se vuelve incómodo y agotador. La absorción de energía pasa a través del contacto visual o durante la conversación. Si no puede salir de la sociedad de estas personas, a continuación, almacenar energía respiración rítmica, cerrar las manos y cruzar las piernas, cerrando el flujo de energía a sí mismo. Si otra persona tiene un biocampo muy débil, prestar atención a este hecho, puede ser una de las principales causas del problema.

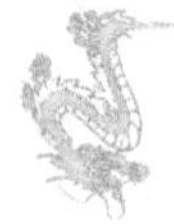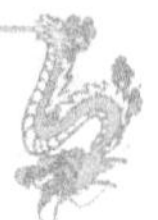

Determinación de la forma del biocampo

Realice los ejercicios 3 veces al día durante 10 minutos. Pase a cada nuevo ejercicio después de dominar el anterior. Es necesario desarrollar la capacidad de sentir la elasticidad del biocampo entre las palmas de las manos sin ninguna ayuda, como un péndulo o una liana. Quítese todas las joyas de las manos y láveselas bien. Caliente las palmas de las manos frotándolas entre sí y deberán humedecerse ligeramente. Concéntrese más en los dedos índice, corazón y anular, ya que son los elementos más sensibles de las manos. Relájate en posición de pie. Ojos cerrados, hombros caídos, antebrazos flexionados, palmas cerradas a la altura de la parte inferior del pecho, dedos ligeramente separados.

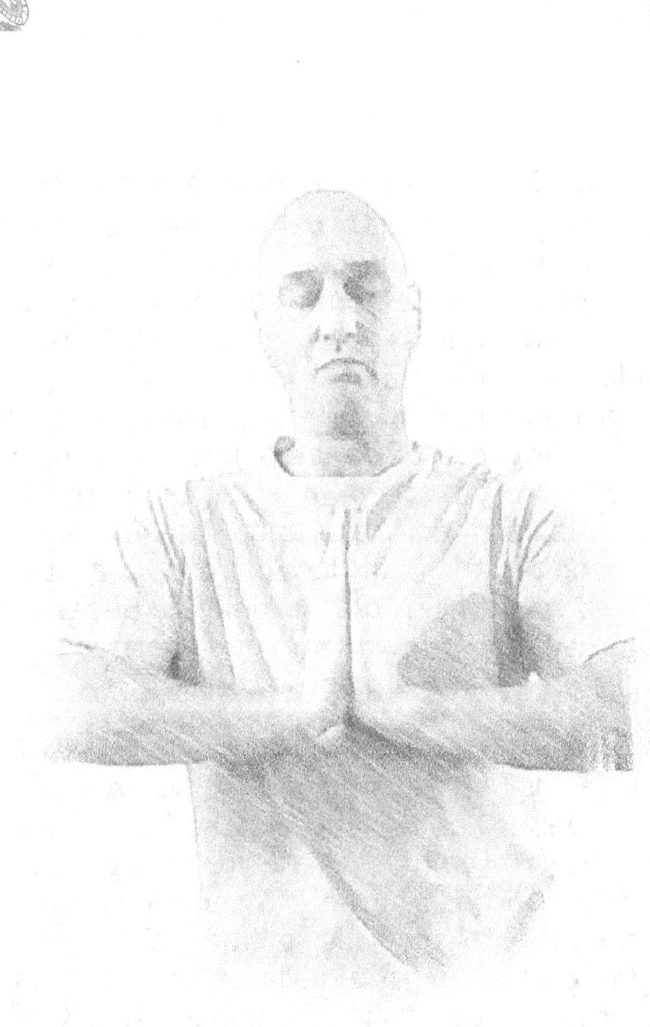

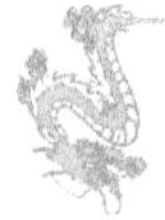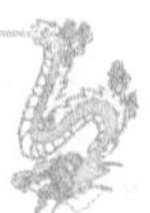

1. Inspire por la nariz durante cuatro segundos y separe las palmas de las manos, tensándolas hasta que tiemblen. Imagina que tienes una pelota de goma pegada a las palmas de las manos, que se estira con mucha fuerza a medida que aumenta su forma. Imagina que la energía pura del espacio es atraída hacia ella. Detén el movimiento de las palmas a la anchura del codo o un poco más. Luego relájate, aguanta la respiración durante 4 segundos y da ligeros golpecitos con las palmas, intentando sentir la superficie de la pelota. Separa las palmas en un movimiento de barrido, pero júntalas en dos movimientos cortos.

Se separan las palmas de las manos a la distancia de la sensibilidad y se vuelven a juntar. Debe haber una sensación de ligera tensión de las palmas al presionar esta pelota. Exhale con la boca durante 4 segundos, apriete la pelota hasta que las palmas se junten e imagine que la energía de la pelota fluye hacia el cuerpo. Aguanta la respiración durante 4 segundos y repite el ejercicio.

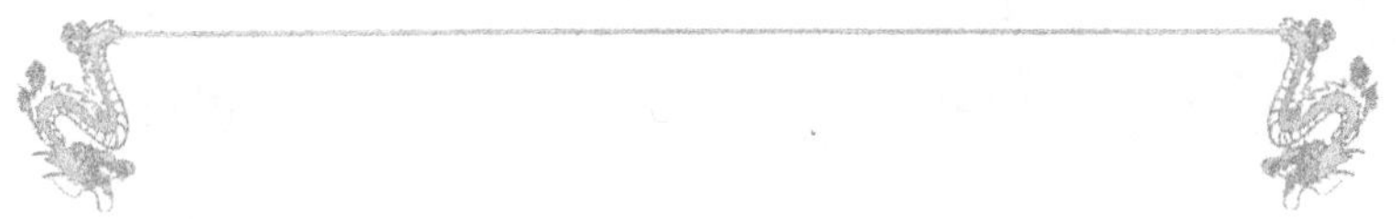

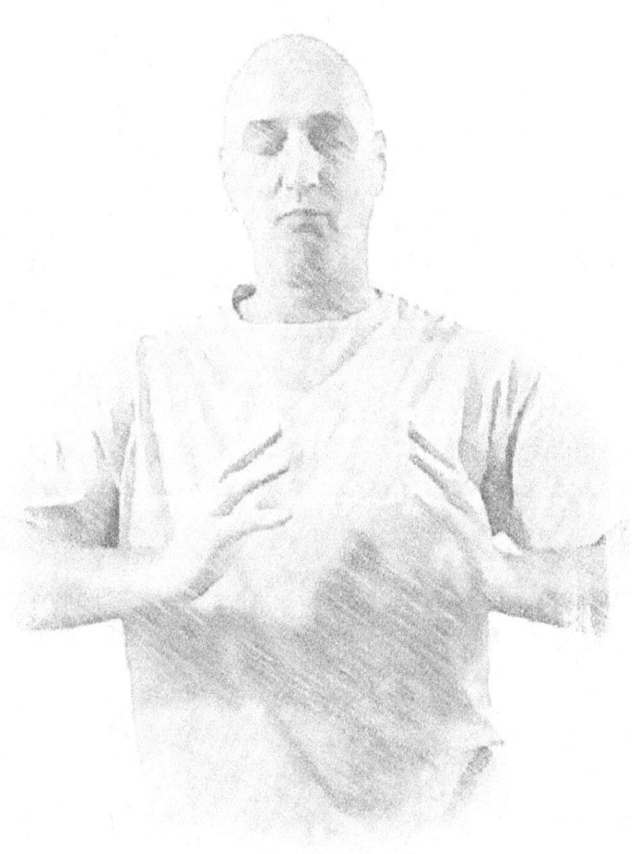

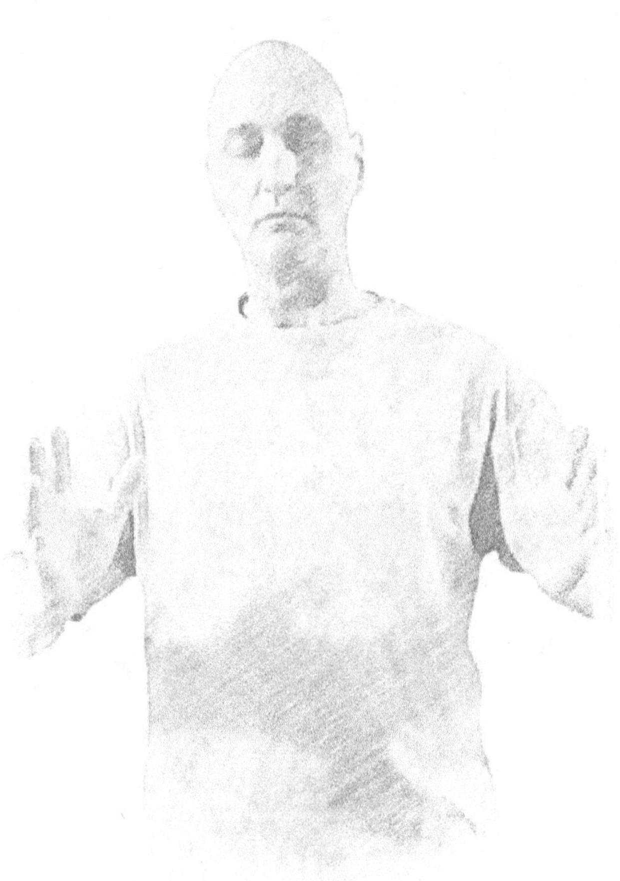

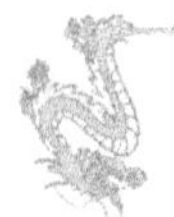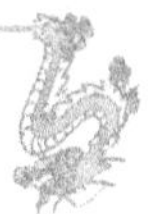

2. Intente mantener el mayor tiempo posible la sensación de elasticidad del biocampo y no perder la conexión entre las manos. No vuelva cada vez a la posición inicial como en el ejercicio anterior. Sostenga una bola de energía frente a usted, golpéela ligeramente desde distintos lados y sienta su elasticidad. Gírela a izquierda y derecha, elévela por encima de la cabeza y bájela, gire en distintas direcciones. El ciclo temporal de la respiración rítmica se determina individualmente, en función de sus habilidades respiratorias. Sin embargo, el biocampo se siente más eficazmente durante el retraso de la respiración, por lo que la inhalación y la exhalación en la primera fase del entrenamiento deben ser más cortas. Una vez que haya aprendido a sentir bien la compactación del biocampo, puede ejercitarse con los ojos abiertos.

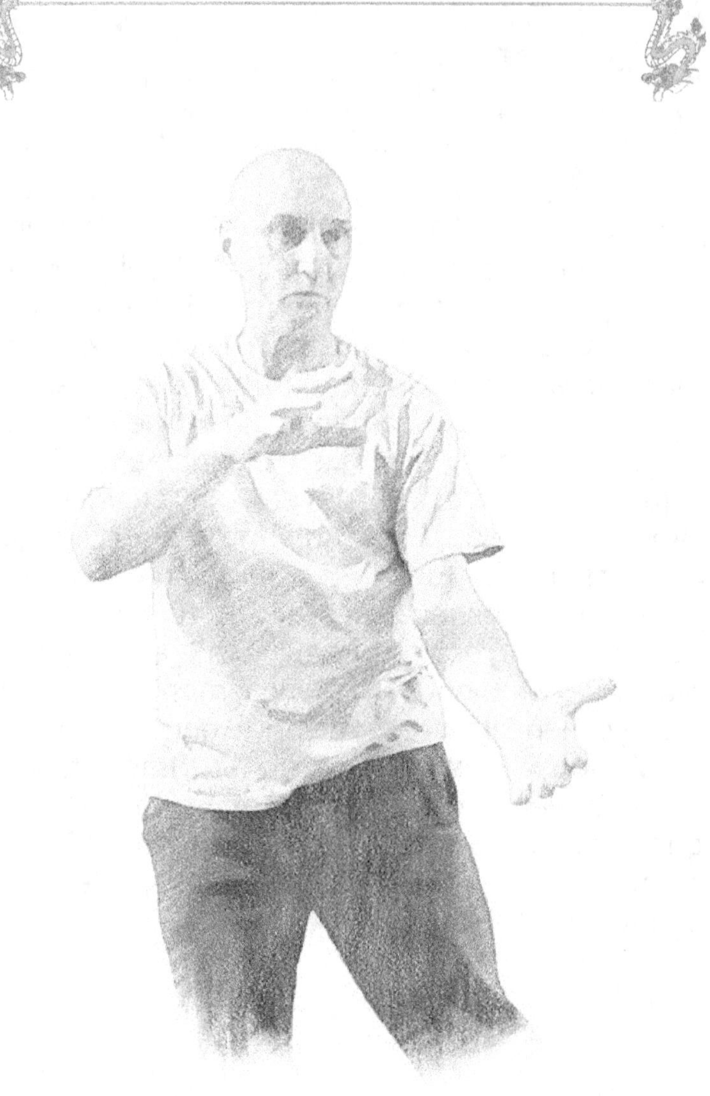

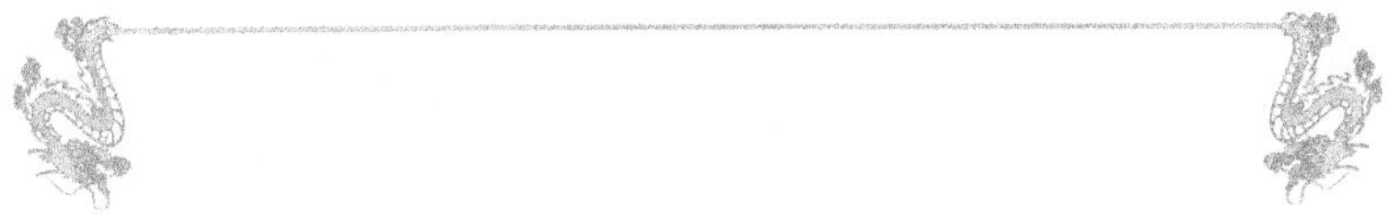

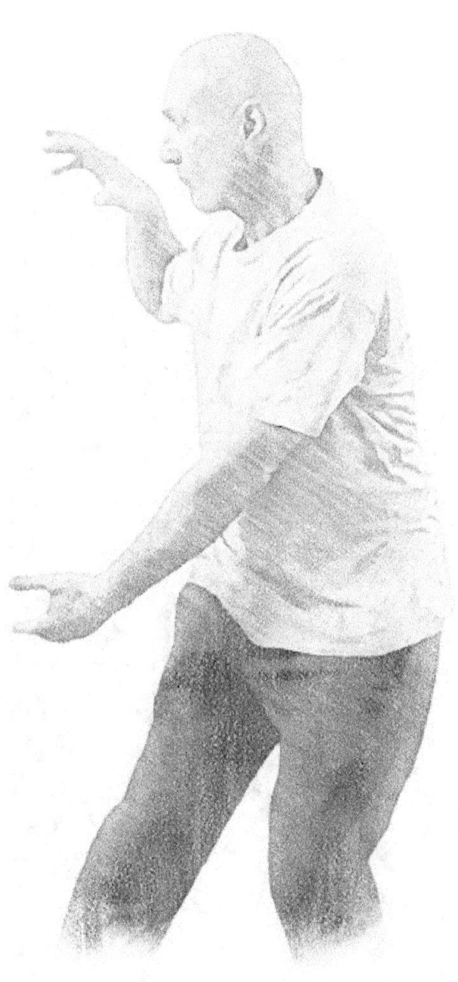

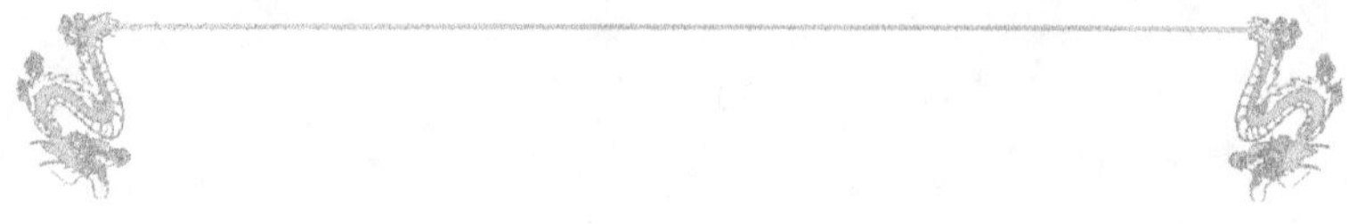

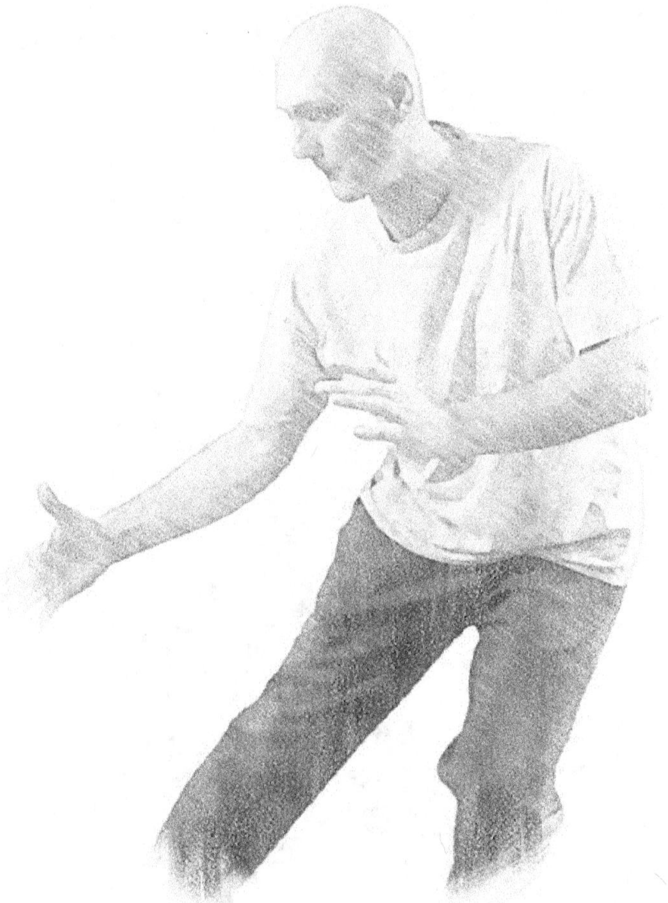

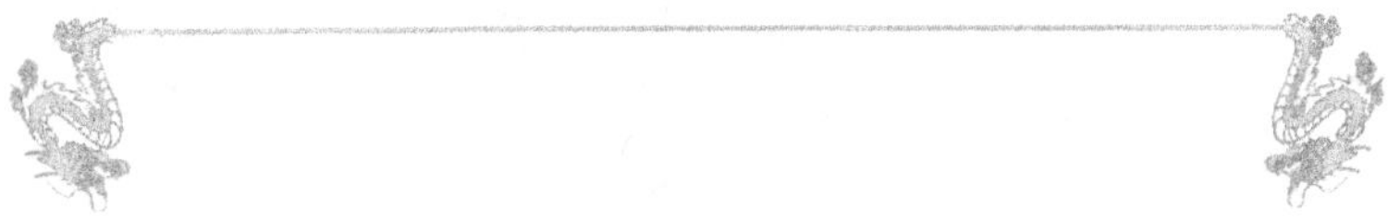

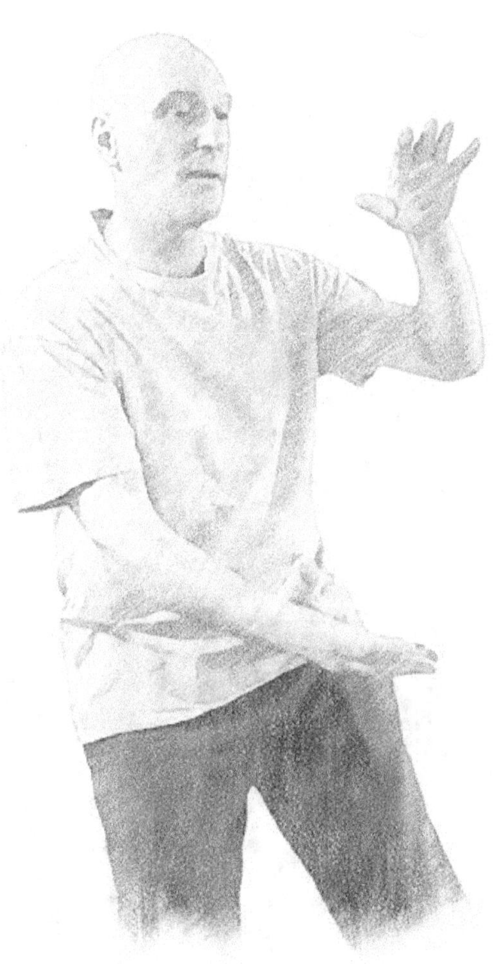

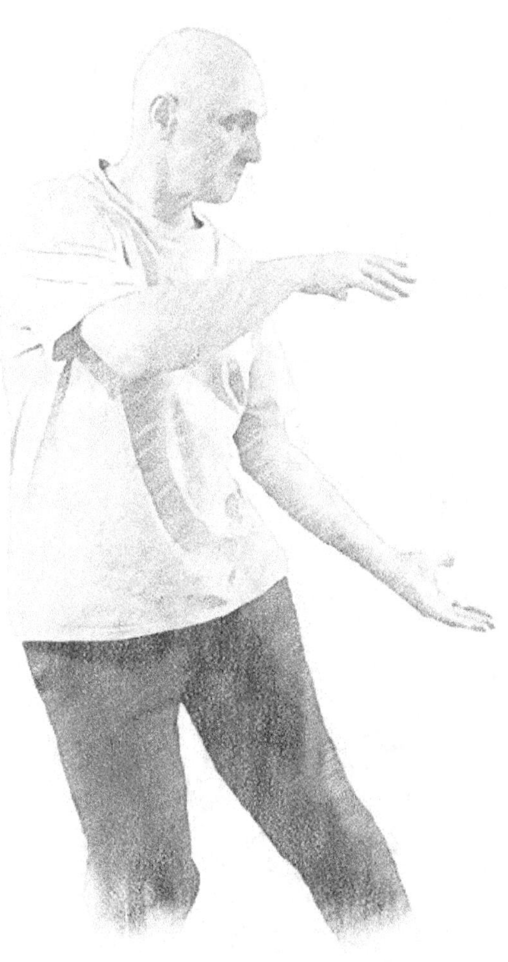

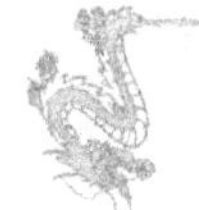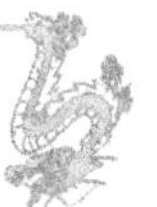

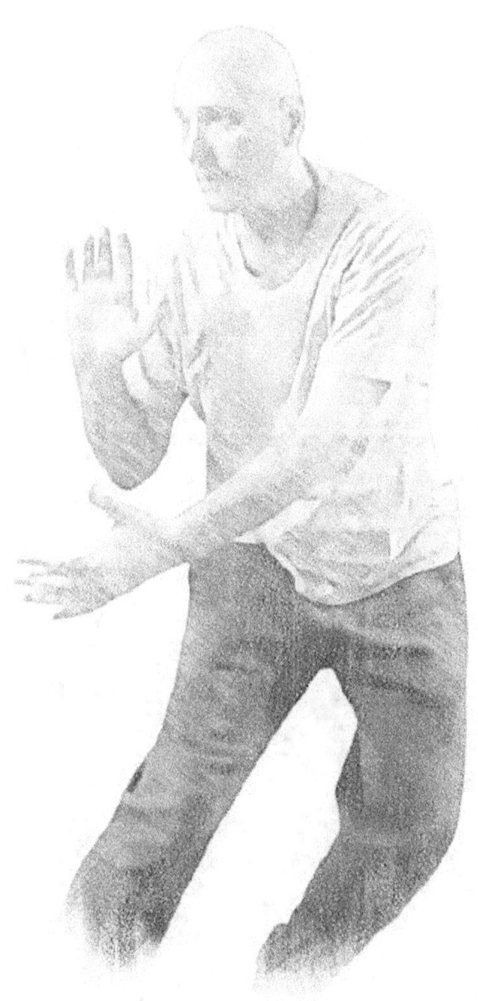

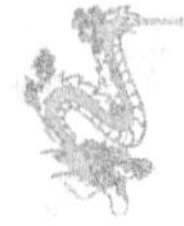
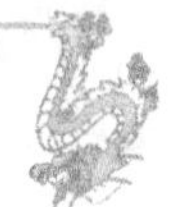

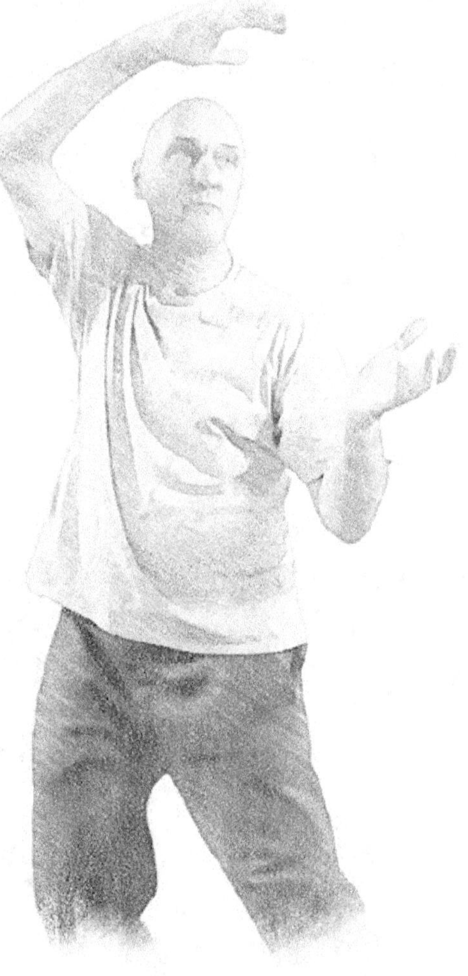

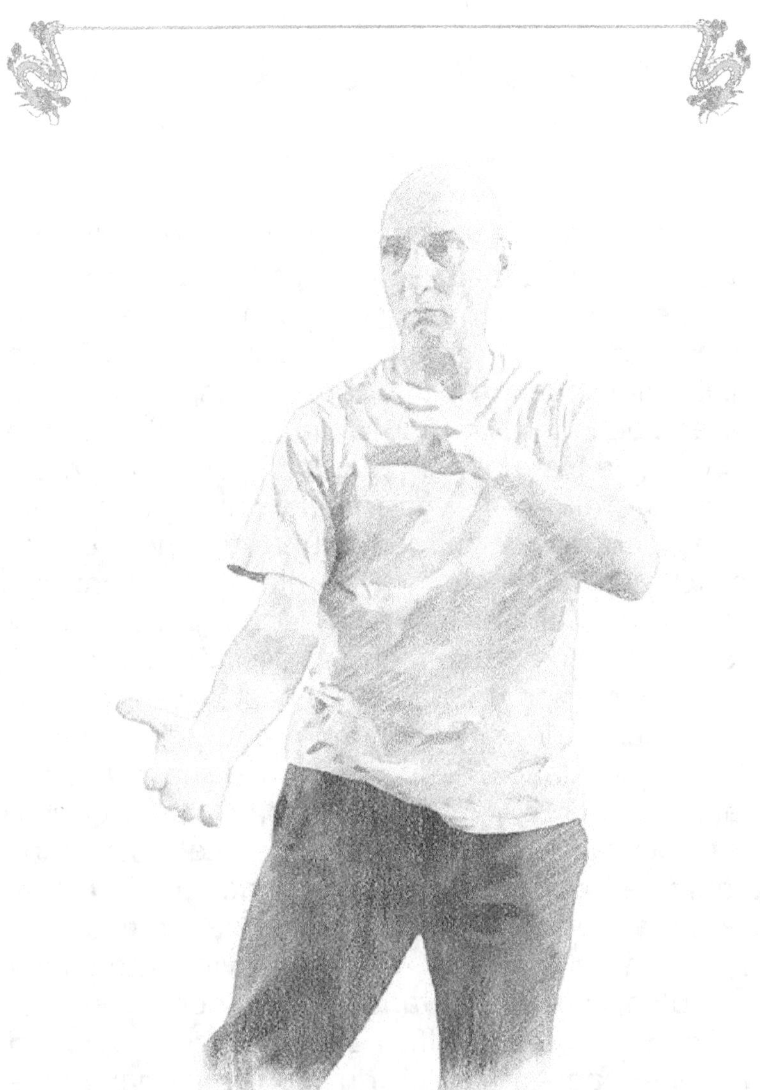

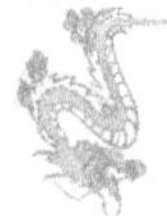 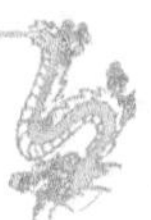

3. Establezca contacto psicológico con un paciente sentado o de pie: para ello, hable de su bienestar, cuéntele su ayuda y el resultado esperado. Los temas de conversación que distraigan pueden ser el tiempo, la economía o la actualidad. A continuación, pídale al paciente que cierre los ojos, baje los brazos a lo largo del cuerpo, relájese y guarde silencio. Coloca su pecho entre tus palmas a una distancia de un codo a cada lado y establece un contacto enérgico. Separe las palmas un poco más y realice varios movimientos oscilatorios cortos hacia el cuerpo del paciente, hasta que sienta la elasticidad de su biocampo con las palmas. Eleve las manos hacia la zona de la cabeza e inicie un lento examen del capullo energético. Baje lentamente las manos, deslice las palmas sobre el biocampo y determine su forma y tamaño. Termine el movimiento de las manos a la altura de la ingle y, con un movimiento suave y rápido, vuelva a levantar las manos y repita el ciclo. Si le resulta difícil sentir el biocampo con las dos manos, hágalo primero con la mano más sensible y utilice la otra como pantalla.

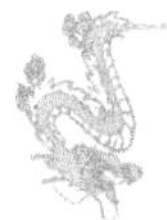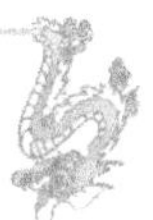

4. Sentir el biocampo a partir de una fotografía es posible estableciendo un contacto energético con el paciente, por analogía con una madre que inconscientemente siente el dolor de su hijo a distancia. El principio del contacto es el mismo, sólo que el segundo es más fuerte. Primero, estudia detenidamente la foto y memoriza todos los rasgos, luego cierra los ojos e imagina a esta persona frente a ti. A continuación, vuelva a abrir los ojos y compare con el original de la foto. Una vez estabilizada la imagen en la memoria, cierre los ojos y coloque al paciente imaginario entre las palmas de las manos, como si en ese momento se estuviera diagnosticando a una persona real, y examine su biocampo. La ausencia de contacto puede hablar de la muerte de esta persona.

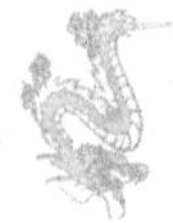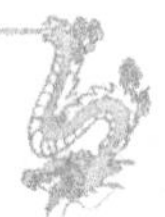

Corrección del biocampo

Cada órgano tiene su propio pico de máxima actividad, durante el cual es más susceptible de tratamiento. En la mayoría de los casos, un sanador corrige una zona del biocampo en la que hay muchos órganos que tienen diferentes picos de actividad. Por lo tanto, no estudiaremos el tema de los biorritmos. Establece contacto psicológico con el paciente, colócalo entre tus palmas a una distancia de un codo a cada lado e iguala las irregularidades de su biocampo, que tienen forma de huecos y colinas. Mantenga las palmas de las manos paralelas entre sí mientras alisa, aprieta y extrae el biocampo. Al mover el biocampo hacia arriba y hacia abajo, coloque las palmas en un plano perpendicular al cuerpo y gírelas en la dirección del movimiento. Compruebe periódicamente la calidad del trabajo. Lo ideal es crear la forma de un huevo uniforme a partir del biocampo, éste es el algoritmo del tratamiento.

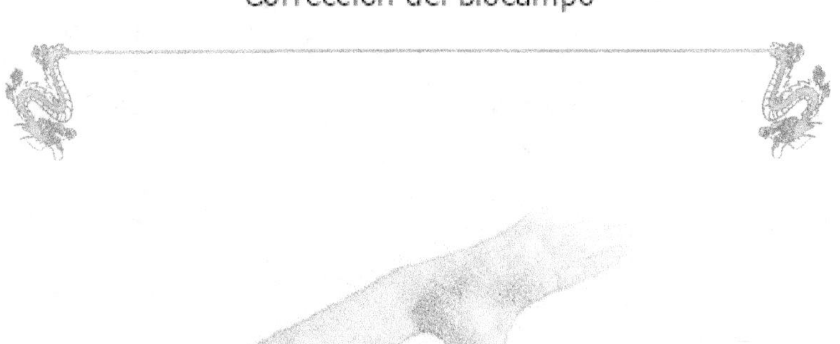

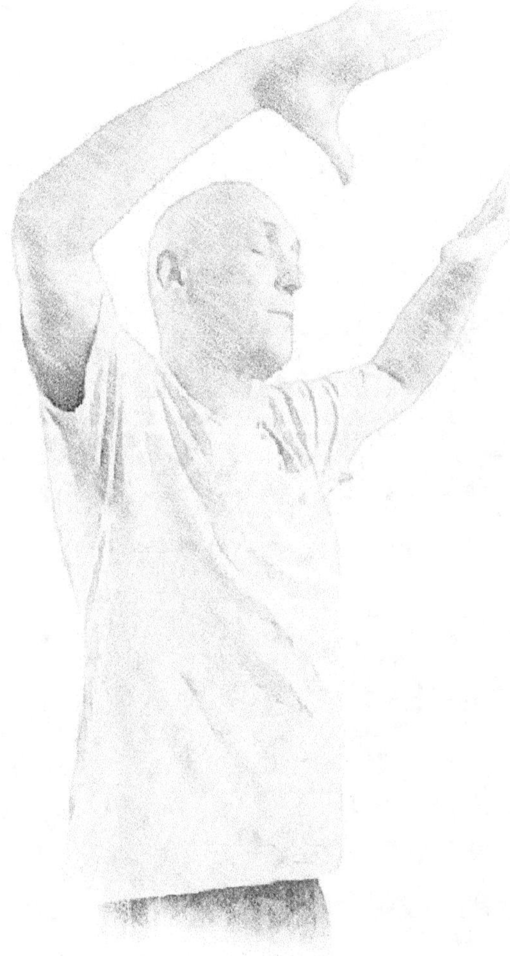

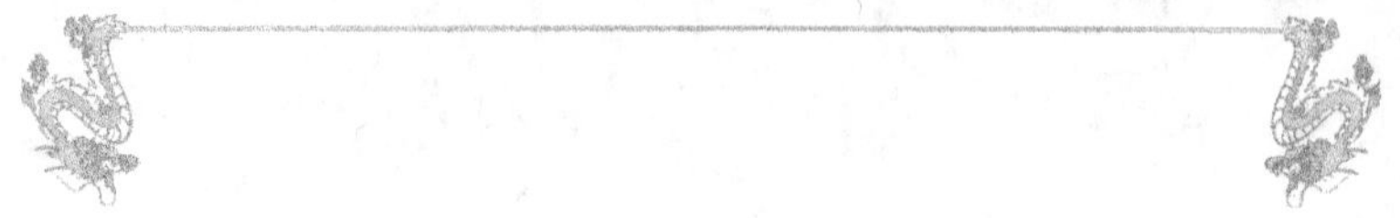

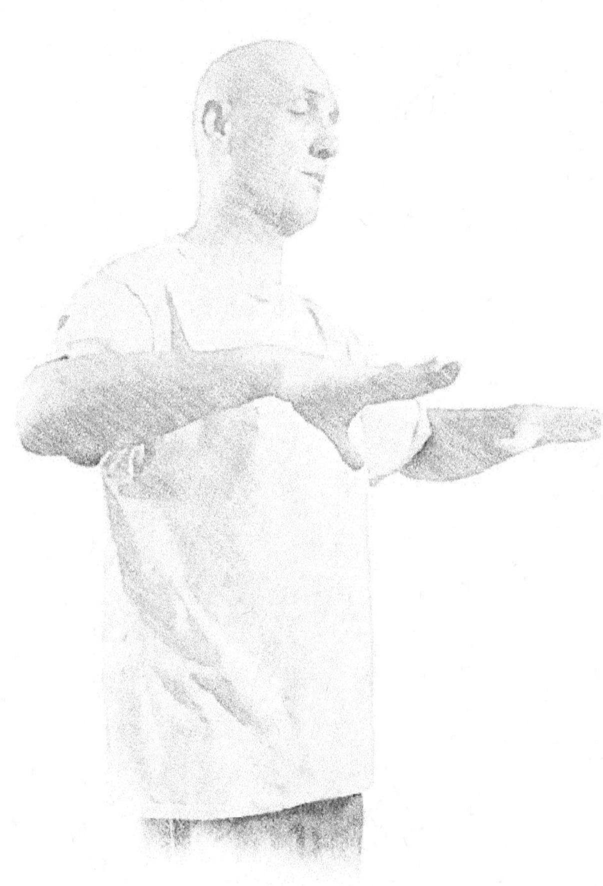

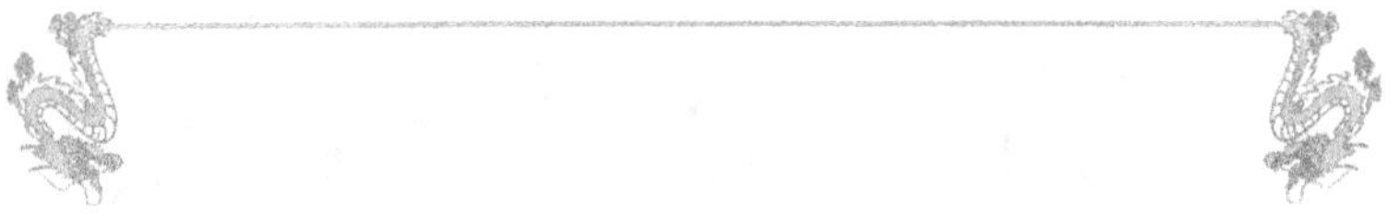

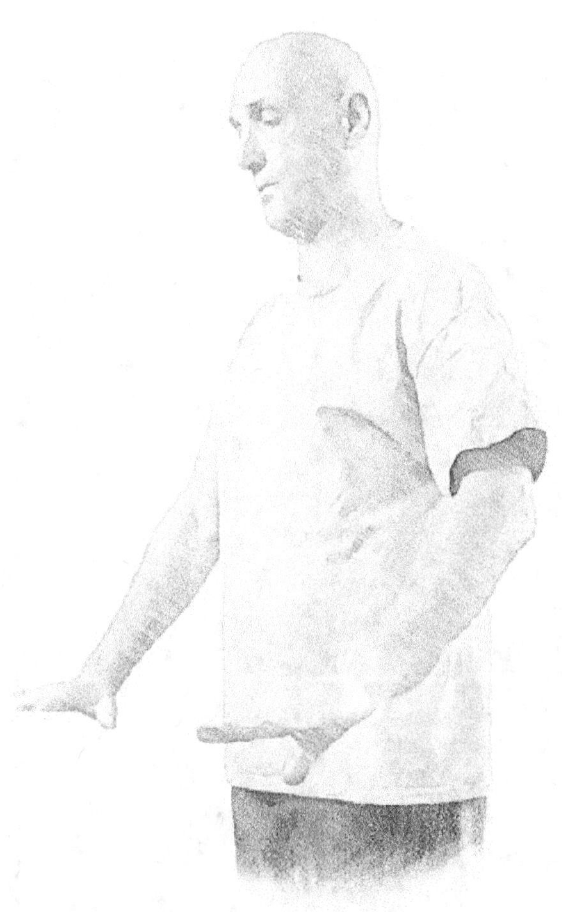

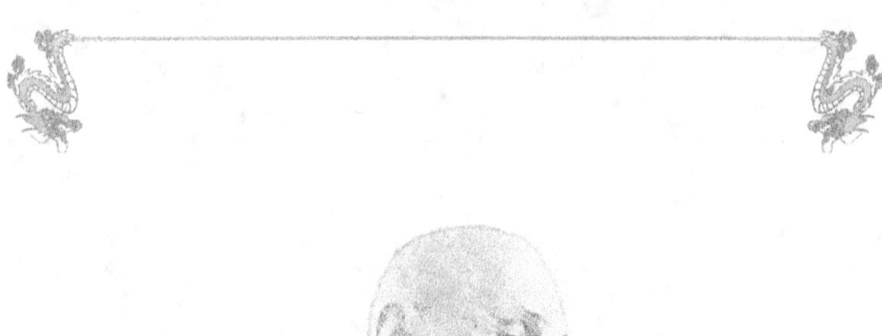

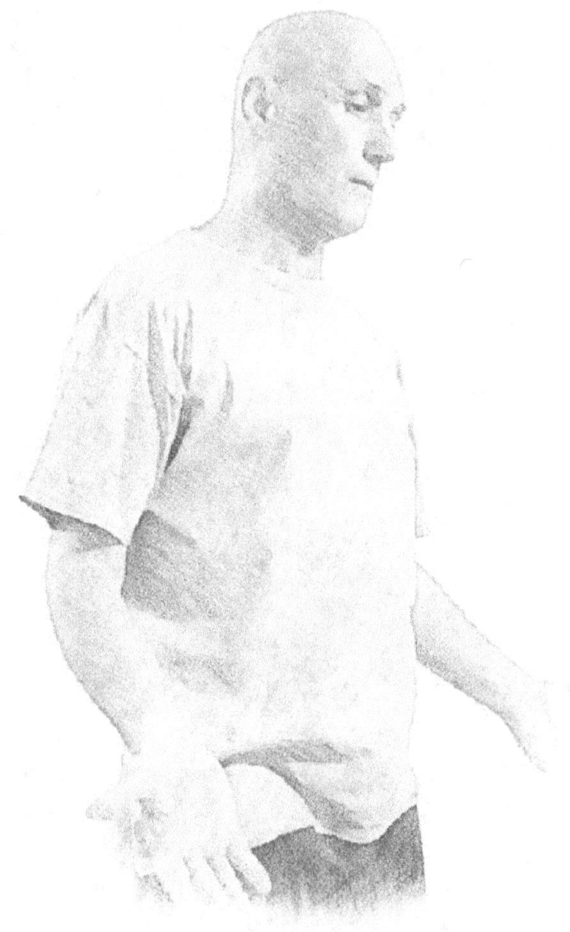

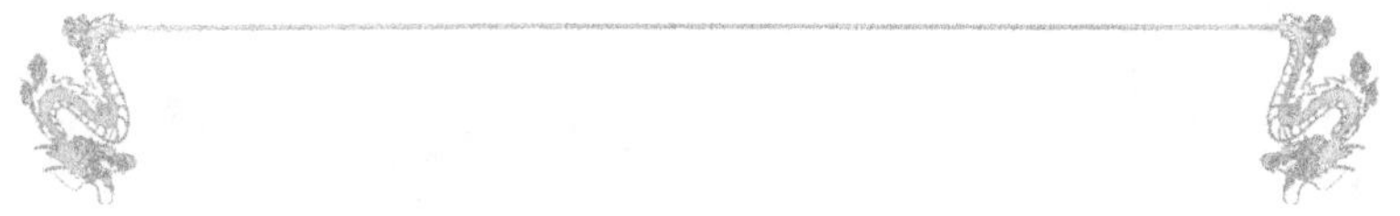

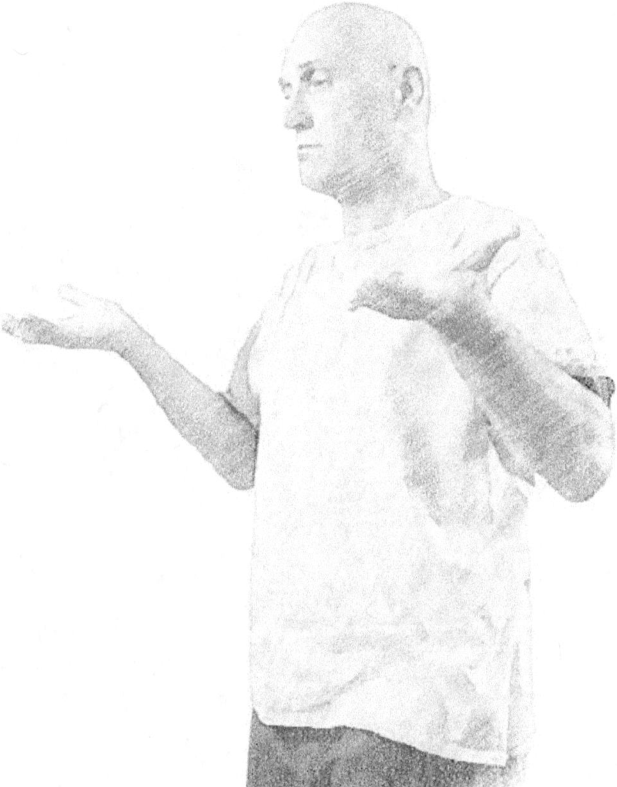

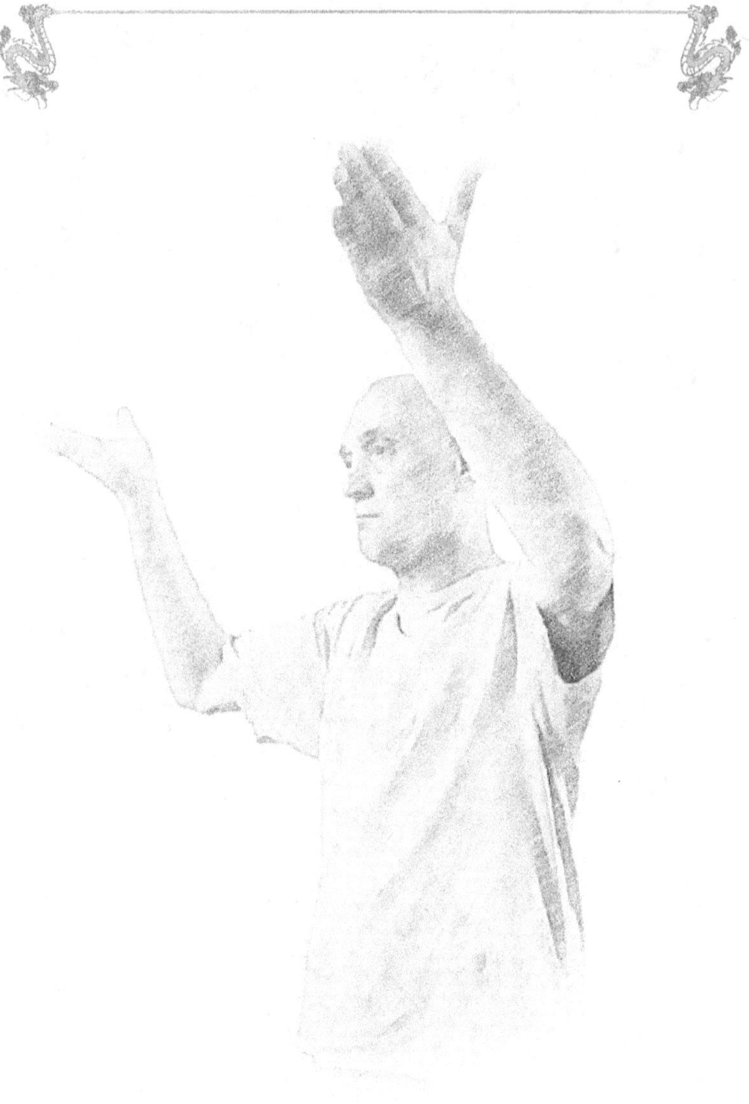

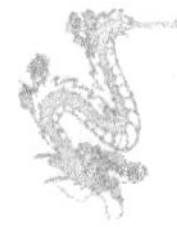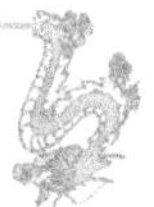

Por desgracia, no siempre es posible tratar a un paciente en una sola sesión. Repita de nuevo las sesiones tras la aparición de la señal de dolor, hasta que el dolor se estabilice por completo. En la hipertensión las manos se mueven desde arriba hacia la zona pélvica, y en la hipotensión - viceversa. Conozca siempre el límite de sus acciones, porque si retira demasiado biocampo de la zona de la cabeza en hipertensión, la persona perderá el conocimiento. Por el contrario, si en la hipotensión para poner un montón de energía arriba, que dará lugar a mareos. Corrección del biocampo debe llevarse a cabo no más de media hora al día, después de lo cual usted debe estar seguro de lavarse las manos.

Veamos algunos ejemplos prácticos a continuación.

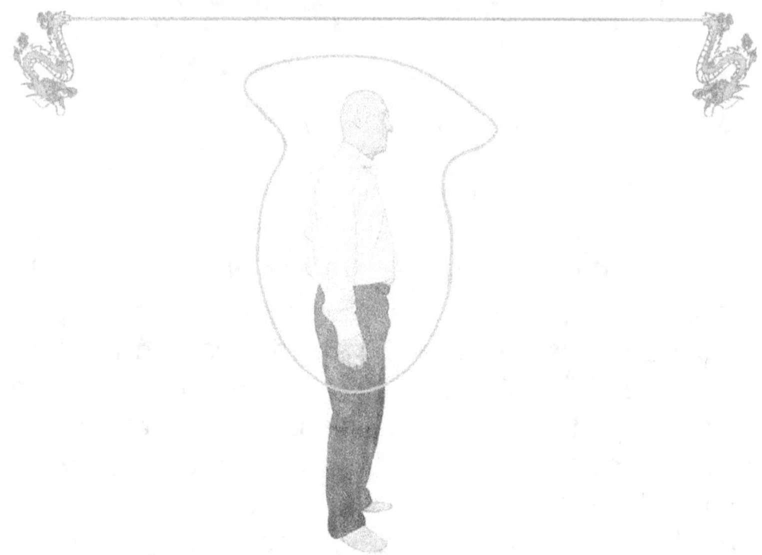

1. El paciente tiene dolores de cabeza, hipertensión. El tamaño del biocampo es normal, pero se notan colinas a nivel de la columna cervical en ambos lados. La causa de su formación es la osteocondrosis de las vértebras cervicales. Impide la libre circulación de la energía a lo largo de la columna vertebral y la extiende hacia los lados como un corcho. Si traslada el exceso de biocampo de la cabeza a la zona pélvica, el estado del paciente mejorará. Anímele a visitar a un quiropráctico, una vez eliminada la causa de la enfermedad, haga una corrección final del biocampo. Si el tapón está a la altura del pecho, pueden desarrollarse traqueítis y bronquitis.

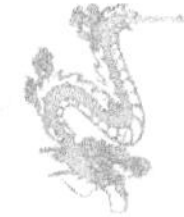
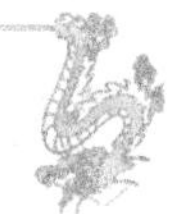
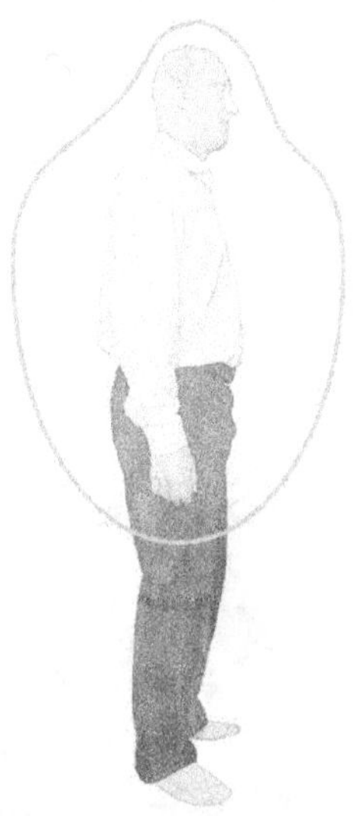

2. El paciente está deprimido, fatiga crónica, malestar y presión arterial baja. El tamaño del biocampo es normal, pero hay depresiones a ambos lados a la altura de la cabeza y el tamaño del biocampo allí es de un cuarto de codo. Alinee el biocampo y amplíelo con las zonas donantes inferiores.

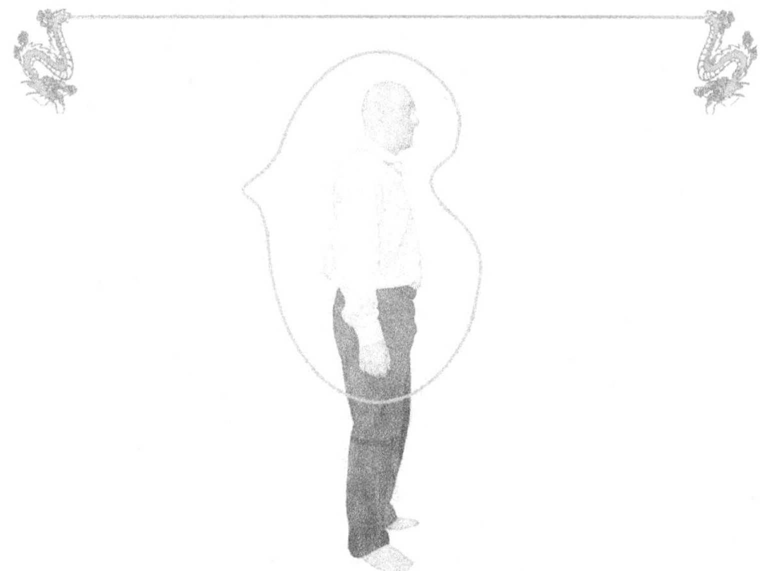

3. El paciente tiene una aparición repentina de diabetes. El tamaño del biocampo es normal, pero hay cambios de relieve: en la parte del pecho hay una depresión y en la parte posterior hay una colina. Con la palma más activa se presiona sobre la colina y se mueve hacia el hueco, y con la palma opuesta se tira de este hueco. Por regla general, la enfermedad desaparece, pero esta combinación de alivio de biocampo es a menudo una deformación persistente. Dicha deformación en la zona del corazón puede provocar un infarto repetido si no se realiza una corrección periódica del biocampo.

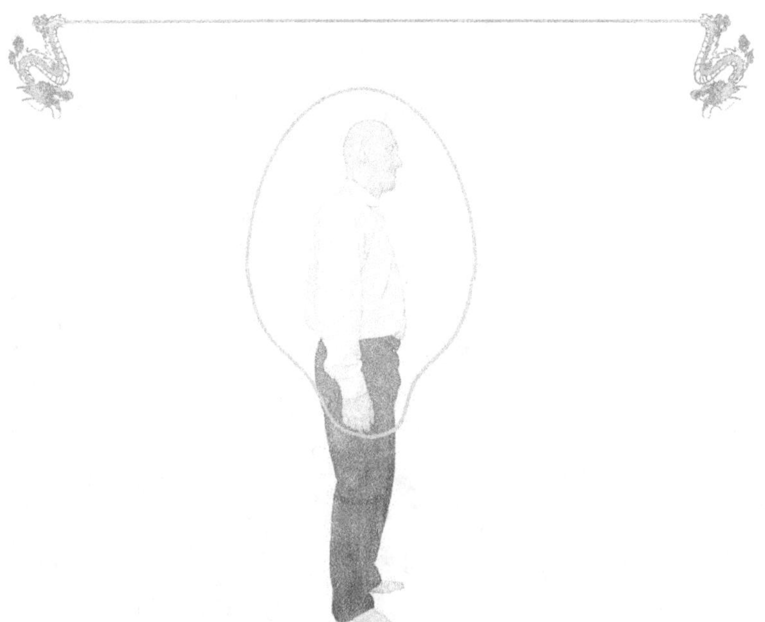

4. El paciente tiene leucemia. El tamaño del biocampo es normal, pero en la zona del coxis hay huecos a ambos lados. Es necesario igualar el biocampo compensándolo con el biocampo de arriba. Por lo general, los síntomas de la enfermedad desaparecerán y la fórmula sanguínea mejorará. Sin embargo, no es posible deshacerse por completo de la enfermedad. La corrección del biocampo debe llevarse a cabo periódicamente, porque en una gran ruptura comienza una recaída.

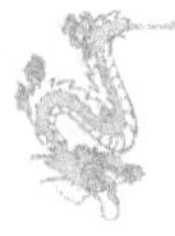
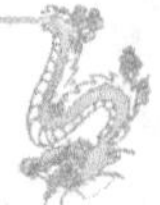
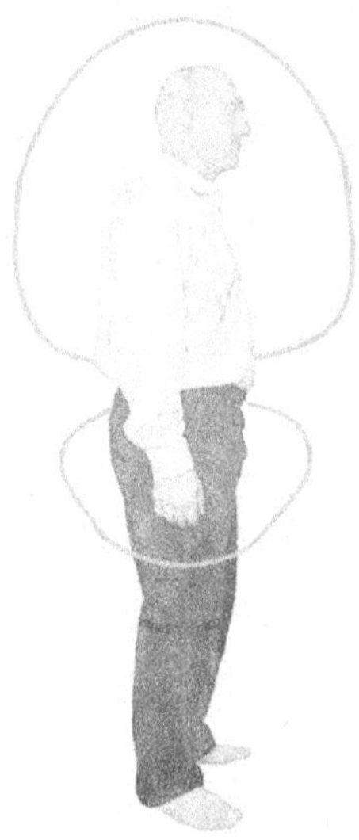

5. El paciente presenta un aumento de la fatiga, debilidad, náuseas, somnolencia y aumento del tamaño de los ganglios linfáticos. El tamaño del biocampo es normal, pero en la zona del ombligo se sienten depresiones a ambos lados, que no tienen fondo. Al mismo tiempo las palmas de las manos sienten un vacío y son arrastradas hacia el interior del hueco. Es casi imposible llenar este hueco con biocampo de otras partes donantes. Es probable que se haya detectado un estadio temprano de cáncer y sea necesaria una consulta con un médico oncólogo.

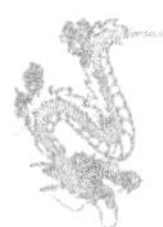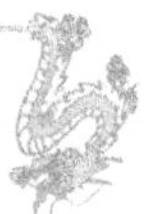

6. El paciente tiene muchas enfermedades diferentes y mala salud. El tamaño del biocampo es muy pequeño, sólo medio codo. Su alivio es desigual. En este caso, hay que estimular todo el cuerpo. Coloque las manos a la altura del plexo solar, con la mano activa delante. Una vez establecido el contacto energético, retire la mano de protección y exhale energía pura en el cuerpo del paciente a través de la mano activa. Visualiza mentalmente con claridad que sale de la palma de la mano y fluye hacia el interior del paciente. A continuación, con el dedo corazón de la mano de protección, desplázalo lentamente hacia arriba a lo largo de la columna vertebral. Repita los ciclos y, a continuación, realice un diagnóstico del nuevo biocampo. La duración de este tratamiento no es superior a 10 minutos.

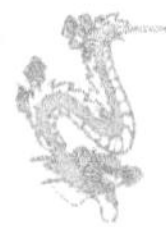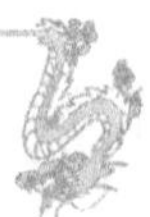

7. También es posible curar a partir de una fotografía, si hay contacto energético con el paciente. Las manipulaciones con las manos siguen siendo las mismas.

8. Es incómodo curarse a uno mismo, pero es necesario. Sea paciente y tenga un conocimiento firme de su curación. El reclutamiento de energía ayuda al cuerpo a curarse. Coloque las manos sobre el órgano enfermo, inhale profundamente con la nariz y dirija la energía hacia el pecho, luego exhale lentamente con la boca y diríjala con precisión hacia el órgano enfermo. Con la siguiente exhalación, visualiza que la mala energía abandona el órgano enfermo. Repita los ciclos alternando los flujos de energía durante 10 minutos 5 veces al día.

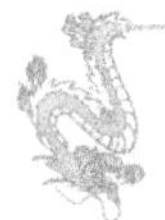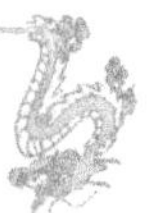

Las principales causas de los huecos y colinas en el biocampo humano no son sólo una nutrición inadecuada, diversos traumas, enfermedades nuevas y antiguas, sino también el deterioro. La ira y la envidia de una persona dan lugar a fuertes vibraciones energéticas, que pueden atravesar el biocampo de la víctima. Sé siempre amable con la gente que te rodea.

Ayuda siempre a la gente en caso de necesidad, sé puro de corazón y altruista.

Contenido